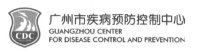

广州市疾病预防控制中心
GUANGZHOU CENTER
FOR DISEASE CONTROL AND PREVENTION

U0298321

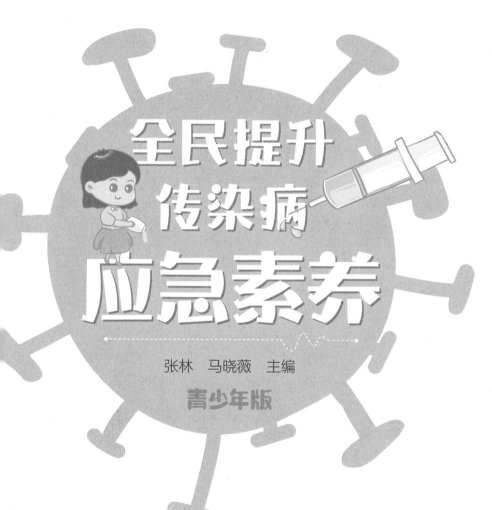

全民提升传染病应急素养

张林　马晓薇　主编

青少年版

SPM
南方传媒 | 广东经济出版社
·广州·

图书在版编目（CIP）数据

全民提升传染病应急素养：青少年版 / 张林，马晓薇主编. —
广州：广东经济出版社，2022.4（2023.8重印）

ISBN 978-7-5454-8118-1

Ⅰ．①全… Ⅱ．①张… ②马… Ⅲ．①传染病防治－应急
对策－青少年读物 Ⅳ．①R183-49

中国版本图书馆CIP数据核字（2021）第248167号

责任编辑：周伊凌　魏　维
责任技编：陆俊帆

全民提升传染病应急素养（青少年版）

QUANMIN TISHENG CHUANRANBING YINGJI SUYANG（QINGSHAONIAN BAN）

出版人	李　鹏
出　版 发　行	广东经济出版社（广州市环市东路水荫路11号11～12楼）
经　销	全国新华书店
印　刷	北京一鑫印务有限责任公司 （北京市顺义区北务镇政府西200米）
开　本	889毫米×1194毫米　1/32
印　张	2.75
字　数	55千字
版　次	2022年4月第1版
印　次	2023年8月第2次
书　号	ISBN 978-7-5454-8118-1
定　价	28.00元

图书营销中心地址：广州市环市东路水荫路11号11楼
电话：（020）87393830　邮政编码：510075
如发现印装质量问题，影响阅读，请与本社联系
广东经济出版社常年法律顾问：胡志海律师
·版权所有　翻印必究·

编委会成员

主　　编：张　林　马晓薇

副 主 编：袁　俊　许建雄　谢朝军

　　　　　罗　雷　陆剑云

编　　委：王　娟　黄仁德　甄若楠　贺　晴

　　　　　余　超　赵正阳　陈宗遒　贺　征

　　　　　许聪辉　钟贤武　景钦隆　张　豪

　　　　　廖鑫龙　侯水平　李魁彪　龙佳丽

　　　　　李泳光　黄　勇　冯　晶　邹　启

　　　　　苏碧慧　吴可怡

特别致谢：杨智聪

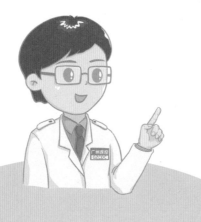

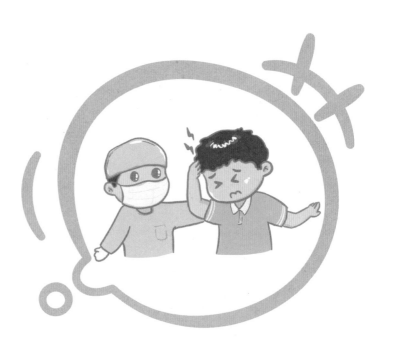

序言

　　历史证明，传染病自古至今一直都是人类健康的敌人，中世纪发生的黑死病（鼠疫）使欧洲痛失三分之一以上人口，1918年的西班牙流感大流行造成5亿人发病、数千万人死亡。当今世界科技进步今非昔比，医学水平有了很大的提升，但是新型冠状病毒肺炎疫情仍然导致全球近4亿人感染、500多万人病逝。

　　对抗传染病，不但需要生物医药的发展，更要依靠全人类健康理念的树立和健康素养的形成。有些时候，人的健康行动比任何高科技都显得更加有效，从这次中国与国外新冠疫情状况的比较之中可见一斑。

　　为此，全面提升全人群传染病应急素养非常重要，应该从娃娃抓起。

　　广州市疾病预防控制中心是长期从事传染病预防与控制的专业团队，结合多年的实践经验，针对青少年就重点传染病防控的认知误区和痛点，编写了《全民提升传染病应急素

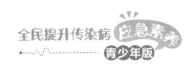

养（青少年版）》一书，旨在以简明易懂、活泼生动的方式
将防控传染病的知识传递给青少年大众，协助大家从小树立
健康理念，养成正确的健康生活方式和健康行为习惯，从而
免受传染病侵袭的病痛，让大家健康生活每一天。

广州市疾病预防控制中心主任　杨智聪

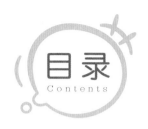

目录
Contents

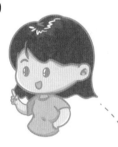

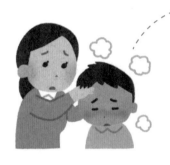
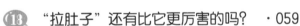

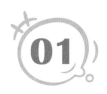

流行病学调查知多少

在发生传染病疫情的时候，有一群人像福尔摩斯一样寻查病原体的蛛丝马迹，他们就是流行病学调查员。他们的主要工作就是利用手机、问卷，通过查看视频、大数据等手段进行流行病学调查。

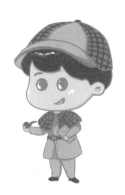

那么流行病学调查包括哪些内容呢？

首先，了解每个传染病例的基本情况：姓甚名谁、年方几何、家住何方、单位在哪儿等。是不是很像警察叔叔查户口呢？

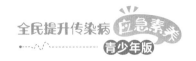

其次，了解病例的健康状况：近期有没有咳嗽、发烧、咽痛或者腹泻等不适症状，近期有没有去医院看病。非常时期，他们可能比你的父母更关心你。

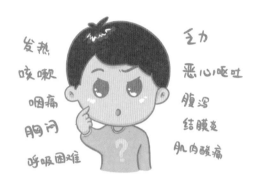

再次，询问病例近期出行史：最近去哪里玩过，在哪里吃过饭，坐过什么交通工具等。

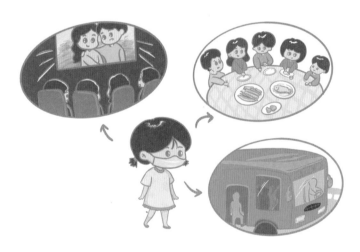

最后，询问病例的密切接触史：同乘旅客、同饭桌者、家庭成员、近距离接触者等。

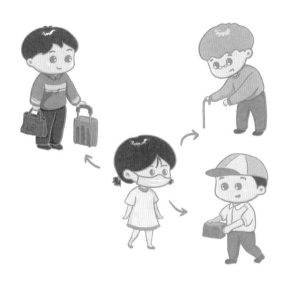

但是流调工作人员只会询问疾病传播相关的问题，不会发奇怪的链接以及询问涉及财务的信息！如果遇到，可能是诈骗，请及时拨打110报警。

接下来我们就一起做一做考题，看看你是不是个合格的"侦探"吧！

考一考

❶ 当流行病学调查人员进行调查时以下哪些行为是对的？

　　A. 如实回答调查人员的问题

　　B. 这个叔叔好啰嗦啊，问西问东的，乱说敷衍一下吧

　　C. 直接挂电话好了

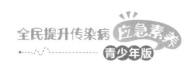

② 流行病学调查工作人员需要询问哪些信息呢？

A. 人员的基本信息：包括姓名、年龄、家庭地址等

B. 健康状态：有无咳嗽、发热、不适等症状

C. 新冠疫苗接种记录：接种时间、疫苗种类、剂次等

D. 掌握活动的轨迹，旅居史等

E. 明确传染的来源和传播的途径可能是谁传染给你的，通过什么方式传染的，你可能会传播给谁等

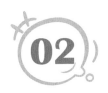

广州市的卫生热线，你知道吗？

广州市的卫生热线，你知道吗？

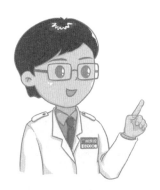

Hello，大家好！

今天我要向大家科普一个"神奇"的电话。

报警要打110，急救要打120，火灾要打119，相信这些你都已经掌握啦，但是你知道下面的问题可以打哪个电话了解吗？

"我爸妈对疫情感到很焦虑，可以怎么安慰他们呢？"

"街上的流浪狗会不会带病毒？"

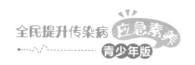

"现在出去旅游安全吗？"

"最近能去哪里测核酸？"

......

如果你想了解这些，有个电话能全部帮你解答哦！是不是很神奇？这个电话就是我们广州市的卫生热线——12320。它是政府指定的广州市唯一一条卫生热线，自2013年10月正式开通使用，到今天已经8岁啦！

别看它年纪小，但是掌握的本领可不少。

食物中毒可以打电话找它；

有传染病要马上告诉它；

去医院预约挂号它可以搞定；

如果不小心染上了烟瘾想戒除，它还可以帮助你戒烟呢。

你看，它小小年纪却本领高强，是不是很神奇呢？

12320卫生热线不光本领高，它还能全年不间断陪伴在你的身边，因为它的服务时间是24小时，实行法定节假日都不间断的7天工作制，每天9时至17时为人工服务，17时至翌日9时为电脑语音应答和留言服务。

从今天开始，你知道有卫生方面的问题可以打哪个电话了吗？

12320卫生热线，期待你的来电哦！

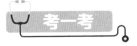

① 小明遇到下列哪些问题可以拨打12320寻求帮助呢？

A. 小明感到身体不舒服，想去医院预约挂号

B. 小明对疫情的现状感到很好奇

C. 小明的叔叔想要戒烟

D. 小明不知道哪里可以接种新冠疫苗

② 小明来到医院，发现有一些服务流程不合理，可以拨打下列哪个电话呢？

A. 110   B. 119   C. 120   D. 12320

③ 小明从医院回来，在回家的路上被流浪狗咬伤了，回到家后，小明父母想知道就近的狂犬疫苗接种点在哪里，他们可以拨打下列哪个电话咨询呢？

A. 12320   B. 110   C. 119   D. 114

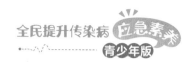
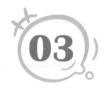

介水传染病预防技能

介水传染病是指通过饮用或接触被病原体污染的水，或食用被这种水污染的食品而传播的疾病，又称水性传染病。病原体主要有三类：①细菌；②病毒；③原虫。它们主要来自人的粪便、生活污水，医院以及畜牧（猪、鸡、鸭、牛、羊等家畜）屠宰、皮革和食品等工业废水。

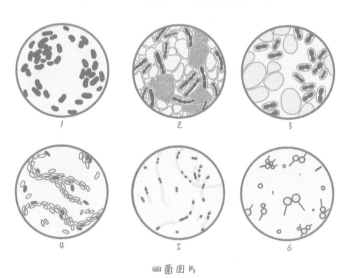

细菌图片

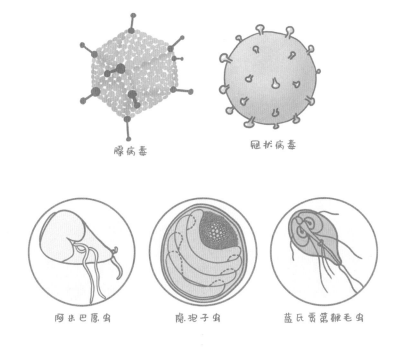

腺病毒　　　　　　　　冠状病毒

阿米巴原虫　　　隐孢子虫　　　蓝氏贾第鞭毛虫

介水传染病一般以肠道传染病为主，症状主要有呕吐、腹痛（肚子疼）和腹泻（拉肚子）等。

那么要如何预防介水传染病呢？

1. 预防介水传染病的关键是把好"病从口入"这一关，注意饮水、饮食卫生，不喝生水和不干净的水，不吃变质食物，尤其不要吃生食或半生食品，食物要彻底煮熟、煮透。

2. 生吃瓜果应洗净。

3. 外出就餐挑选卫生条件好的饭店。

4. 注意个人卫生，饭前便后、打喷嚏、咳嗽和清洁鼻子以及外出归来要洗手，不随地吐痰。

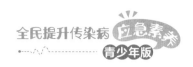

5. 积极参加体育锻炼，增强免疫力。

6. 学习生活有规律，保持充足的睡眠。

7. 一旦出现腹泻、呕吐，要及时到医院就诊。

8. 保持住家、教室内空气流通。

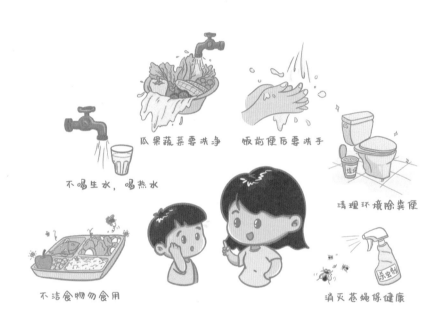

不喝生水，喝热水

瓜果蔬菜要洗净

饭前便后要洗手

清理环境除粪便

不洁食物勿食用

消灭苍蝇保健康

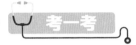

① 介水传染病的病原体主要有细菌、病毒和原虫，那传染源有？

    A. 未消毒的污水

    B. 拉肚子的病人

    C. 病人的呕吐物

    D. 爬毛毛虫的西瓜

② 小朋友们，介水传染病切忌"生吞活剥"，成语"生吞活剥"原意是抄袭别人的诗文，后比喻生硬地搬用（别人的言论、文辞），也用来指不加烹饪。

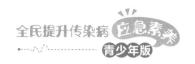

04

洗手不是冲冲水吗？

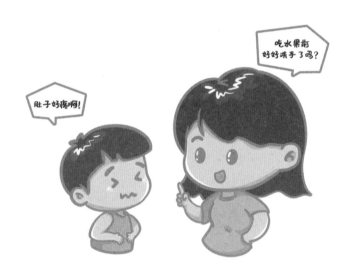

正确洗手是预防传染病的最有效措施之一。

每个人都要养成勤洗手的好习惯。在咳嗽或打喷嚏后、在制备食品之前、期间和之后，在吃饭前、上厕所后、手脏时、接触他人后、接触过动物之后、外出回来后等，都要认真洗手，注意做好手卫生。旅途在外没有清水，不方便洗手时，可以使用含酒精的免洗洗手液清洁双手。

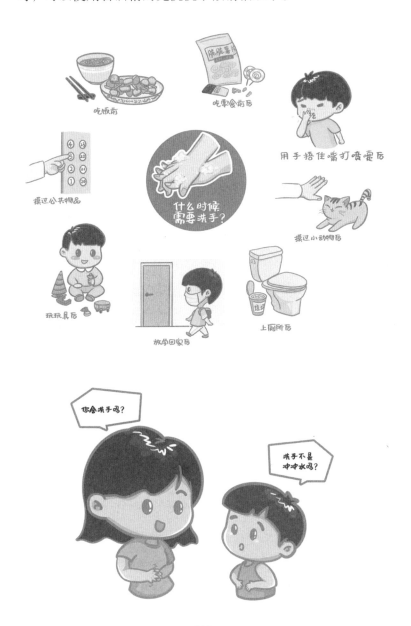

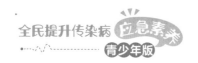
如何正确洗手：六步洗手法。

在流动水下，使双手充分淋湿，取适量肥皂（皂液）均匀涂抹。

第一步：掌心相对，手指并拢，相互揉搓（搓手掌）。

第二步：手心对手背沿指缝互相揉搓，交换进行（洗手背）。

第三步：掌心相对，双手交叉指缝相互揉搓（擦指缝）。

第四步：弯曲手指使关节在另一掌心旋转揉搓，交换进行（扭指背）。

第五步：右手握住左手大拇指旋转揉搓，交换进行（转大弯）。

第六步：将五个指尖并拢放在另一掌心旋转揉搓，交换进行（揉指尖）。

将皂液泡沫冲洗干净，把手擦干。

完成。

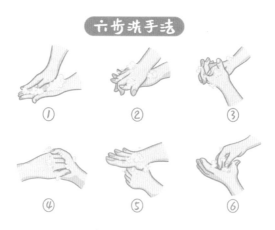

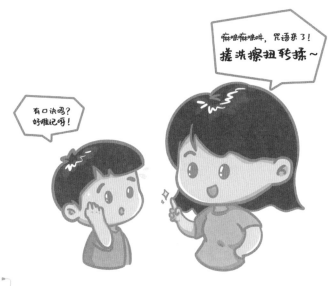

考一考

① 请将洗手步骤排序。（横线上面填数字）

_____搓手掌　　　　　_____擦指缝

_____扭指背　　　　　_____转大弯

_____揉指尖　　　　　_____洗手背

② 请在需要洗手的选项旁打勾。

☐吃饭前　　　　　☐摸过公共物品如电梯按钮、门把手

☐和朋友玩玩具后　☐放学回家后

☐上厕所后　　　　☐吃零食前后

☐摸过小动物后　　☐用手捂住嘴打喷嚏后

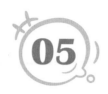

05

你真的了解"感冒"吗？

出现鼻塞、流鼻涕、喉咙痛等症状——以为是感冒？

小小的"感冒"，也可能导致严重的后果，甚至危及生命，只因为你未能将它们区分。

感冒是一种生病的状态，分为普通感冒和流行性感冒。

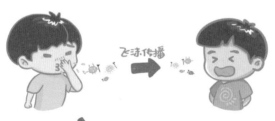

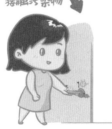

流感病毒主要通过打喷嚏和咳嗽等飞沫传播，经口腔、鼻腔、眼睛等黏膜直接或间接接触感染。接触被病毒污染的物品也可通过以上途径感染。在人群密集并且密闭或通风不好的房间内，也可能通过气溶胶的形式传播。

传播途径

普通感冒，即人们常说的感冒，由多种病毒引起，全年都可发病，症状较轻，不容易传染。

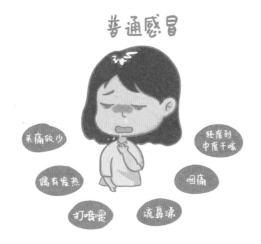

流行性感冒，简称流感，由流感病毒引起，每年冬春季节高发，可引起高烧、头痛、肌肉痛、全身乏力，传染性强，严重者可导致死亡。

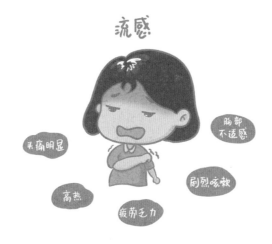

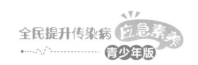
流感季节要当心，打喷嚏、咳嗽会产生飞沫，致使流感病毒传播，人群拥挤的地方空气流通性差，容易通过气溶胶传播。

得了流感后，最好在家休息，避免传染给他人。症状加重时，及时到医院治疗。

怎么才能预防流感呢？让我们看一个小口诀来记忆吧：

流感冬春常流行，勤洗双手要通风。

病毒不挑肥或瘦，人多场所少去凑。

流感预防须知晓，接种疫苗最有效。

轻症患者家中留，咳嗽喷嚏掩鼻口。

安全距离超一米，外出口罩须戴好。

老幼病孕若感染，尽早就医保健康！

考一考

1 安全离开医院的路径是什么呢？

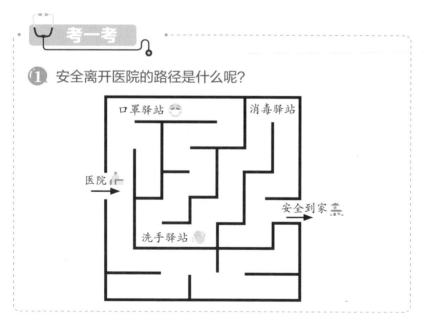

12 把手洗干净需要哪些步骤呢?

A. 挤洗手液

B. 掌心对掌心揉搓

C. 手指交叉，掌心对手背揉搓

D. 手指交叉，掌心对掌心揉搓

E. 十指弯曲紧扣，转动搓洗

F. 拇指握在掌心，转动揉搓

G. 指尖在掌心揉搓

H. 旋转揉搓手腕，双手交换进行

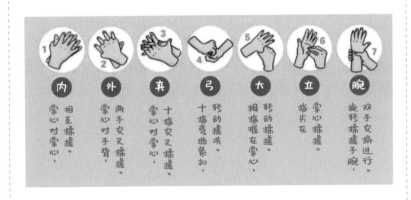

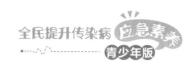

这颗"痘痘"不简单

它让你身上长疹，又痒又不能挠。

它让你病后在家隔离两周没法上学。

它是1个传10个的传染病高手。

它形态多变，红疹→丘疹→疱疹→结痂，一会儿一个样。

它传播途径多样，眼鼻口手全不放过。可以通过接触患者的口腔或眼睛分泌物、疱疹的疱液、咳嗽或打喷嚏的飞沫等被感染，孕妇还可以通过胎盘传给胎儿。

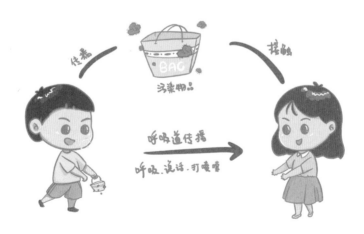

它一年四季都有发病，但每年冬春季（11月—次年1月）和春夏季（4—6月）常常引发聚集性疫情，定期扰乱学校教学秩序。

无论是咿呀学语的婴幼儿，风华正茂的年轻人，还是白发苍苍的老年人，只要没得过这种病、没打过疫苗它都不放过。

什么"痘痘"这么不简单？

是它！是它！就是它！

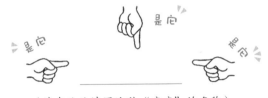

（请在此处填写这种"痘痘"的名称）

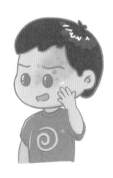

它由水痘-带状疱疹病毒引起。如果是初次感染，他就很可能"不依不饶"，像忍者一样潜伏在人体，在人体抵抗力下降时复发感染（带状疱疹，俗称"蛇缠腰"）。

好可怕！有没有预防的方法啊！？

世界卫生组织的研究表明，2针次水痘疫苗的预防效果在92%以上。还等什么？赶紧打疫苗去吧！

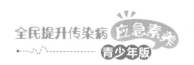
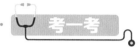
考一考

① 水痘和青春痘一样，不会传染吗？

    A. 对，长了会自生自灭，会自己好的

    B. 不对，会传染给其他人，而且不及时就诊疾病可能
       会变严重

② 请将对应皮损名称和图片连线，并标出皮损出现的顺序。

丘疹（红色疹子并突起于皮肤表面）

疱疹（内含疱疹液，晶莹剔透，有病毒）

红疹（红色疹子，不突起于皮肤表面）

结痂（疱疹化脓并变干结痂）

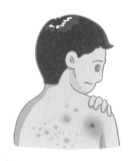

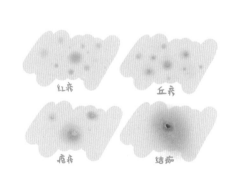

红疹 丘疹 疱疹 结痂

3 水痘除以上皮损外，还会出现什么症状呢？请圈出可能出现的症状。

失眠　　　　　　　　吞咽困难　　　咯血

呕吐　恶心　　鼻塞

呼吸困难　咽痛　　　　　　　　　　咯痰　肌肉酸痛

脱发　乏力　头疼　发热　咳嗽　　畏寒

预期

颈部酸痛　意识模糊　　　　　腹泻　耳鸣　食欲减退

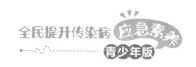

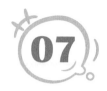

"痄腮"来了！要小心！

　　"痄腮"就是流行性腮腺炎，俗称"猪头疯""对耳风"，是由腮腺炎病毒引起的急性呼吸道传染病。如果你还不知道什么是"痄腮"，可以看下面这张图片。

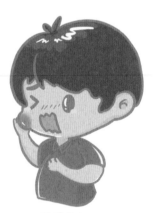

腮腺肿胀

　　流行性腮腺炎主要表现为发病1日至2日后出现颧骨颧弓或耳部疼痛，然后出现唾液腺肿大，通常可见一侧或双侧腮腺肿大，可出现发热、头痛、乏力、食欲不振、恶心、呕吐等症状。除腮腺肿胀外，还可引起脑膜炎、睾丸炎、卵巢炎、胰腺炎等。

流行性腮腺炎是急性呼吸道传染病，属国家法定丙类传染病，常发于冬春季，主要是1岁以上的儿童和青少年发病，全国平均每月病例数超过一万例，一定要小心谨慎，做好预防。

预防流行性腮腺炎的主要方法是接种疫苗。目前，我国儿童实施2剂次麻腮风疫苗免疫策略，为8月龄和18月龄分别接种1剂麻腮风疫苗。

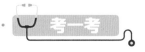

① 出现什么症状，表示可能得了流行性腮腺炎？

　A. 手、足、口腔、臀部等部位出现散在皮疹或疱疹

　B. 腮帮子肿胀，摸着疼，张口或吃饭时更疼，还发热、头痛

② 流行性腮腺炎主要侵犯腮腺，腮腺在什么部位？

　A. 上腹部

　B. 两侧面颊部耳垂的周围

　C. 肚脐以上、剑突以下以及中间的两侧

　D. 肋骨的肋缘上下，靠近脊椎旁

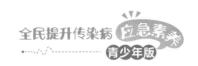

08

猩红热是什么？

"猩红热"这个名字，乍一听好可怕！

看到症状，好像更可怕了呢！

它让你发烧、喉咙痛，还会出现全身的皮疹，让你感觉痒痒的。

皮疹会从耳后、颈底及上胸部开始，快速蔓延及胸、背、上肢、下肢，最后蔓延及全身。

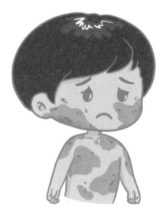

皮疹蔓延

对了，它还会导致草莓舌、杨梅舌以及口周苍白圈呢。

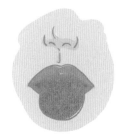

草莓舌：发病初期表现为白色舌苔，舌乳头增大变红，晚期舌苔消失，舌乳头增大，似草莓状。

草莓舌

口周苍白圈：额面部位仅有充血而无皮疹，口鼻周围充血不明显，相比之下显得发白。

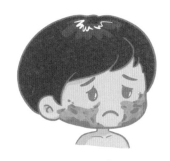

口周苍白圈

它会让你两三周都不能去上学呢。

它可以通过空气飞沫传播，也可通过被细菌污染的食品、用具传播，抑或因外伤、产道感染引起。

它一年四季都有可能引起发病，但每年冬春季节常引发聚集性疫情，扰乱学校教学安排。

5—15岁的同学是它的主要攻击对象，随着年龄的增长，大部分人群都会产生抗体而不易发病。

它是由A组溶血性链球菌感染引起的急性呼吸道传染病。至今，它尚无有效疫苗。

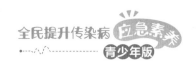

啊，没有有效的预防方法吗？好可怕的疾病！

别担心，它是可以有效治疗的，用抗生素治疗2周左右就好啦，而且病好后，通常可获得终身免疫呢。

所以，只要早发现、早隔离、早治疗，它呀，并不可怕。

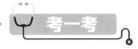

① 得了猩红热，身上痒的时候可以随便抓吗？

　　A. 可以，挠完痒痒就舒服多了

　　B. 不可以，抓破皮肤会导致继发感染

② 请按皮疹出现的先后顺序排序。

　　①全身

　　②耳后、颈底及上胸部

　　③胸、背、上肢、下肢

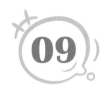

校园通缉令！

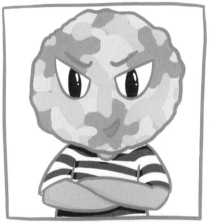

通缉令

诺如病毒

绰号：肠道流感；病毒界的法拉利；海鲜中的坏蛋。

出没的时间及地点：秋冬季、幼儿园、小学、家中、餐厅……

可恶的绝招：让小朋友们又呕吐又拉肚子。

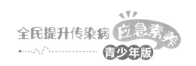
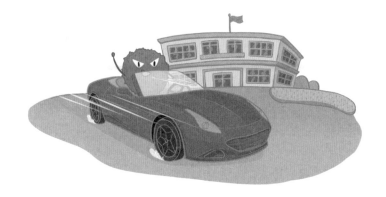

各位小朋友请注意，各位小朋友请注意！

我们现在发出校园通缉令，捉拿一种可恶的病毒：诺如病毒。

这个罪犯具有很强的传染力，放出一点点病毒就能让很多小朋友呕吐、拉肚子。

它总是喜欢藏在食物里，偷偷潜入小朋友的肚子。

或者偷偷粘在小朋友的手上，如果小朋友没有洗手，它们就会通过小朋友的手潜入嘴巴。

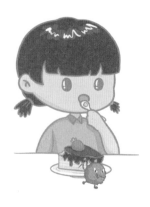

被它悄悄感染的小朋友会呕吐，而这个通缉犯又会藏在呕吐的脏东西中，悄悄感染班里的其他小朋友！

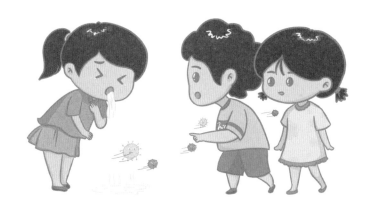

一两天之间，它能够将班里的好多小朋友都打倒。

小朋友们，如果你被它潜入，不要害怕，要勇敢地和它斗争！

我们要请假在家，多喝水，好好休息。

爸爸妈妈会帮我们处理好呕吐的脏东西，也会用可以对付它的消毒剂给家里消毒，让它无处藏身。

坚持住，3~5天，你就会战胜它，把它彻底赶走！

平时，我们饭前便后要勤洗手，家里班里常通风，食物要吃煮熟的，不吃生的，吃水果要洗干净，这样，它就没办法乘虚而入啦。

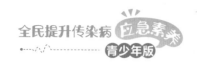
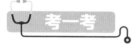

1 诺如病毒为什么会被称为病毒界的"法拉利"呢？

　　A. 它是最漂亮、最贵的病毒

　　B. 它传播起来像法拉利跑车一样快

2 如果班里有同学呕吐了，你该怎么做呢？

　　A. 过去帮助他，给他纸巾，帮他倒水喝

　　B. 站在一旁看热闹

　　C. 帮忙打扫卫生

　　D. 马上去告诉老师，请老师来照顾他，由老师来处理

　　　 呕吐的脏东西

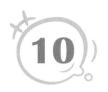

长在手、脚和嘴巴里的"痘痘"

有一种长在手、脚和嘴巴里的"痘痘",会使人嘴巴痛、发烧、不想吃东西、身体不舒服,这种病叫作"手足口病",它是由肠道病毒感染引起的传染病,多数得病的是5岁以下的小朋友。

那么,它是怎样传染的呢?

接触得病小朋友的手或者他用过的被病毒感染的毛巾、玩具等,或者和得病小朋友近距离说话都可能被感染,出现"痘痘"后3~7天传染性最强。因此,得病的小朋友不可以去幼儿园或者人较多的地方,不然就会传给其他小朋友。

如果自己身体上出现了"痘痘",要尽快让爸爸妈妈或爷爷奶奶带自己到医院看病治疗,不然身体里的病毒会引起其他疾病,医生会根据病菌的种类和疾病的程度来开相应的药物,让你早日恢复健康。

手足口病得过一次还有可能再得,因为导致手足口病的病毒有许多种,可能这次和上次感染的病毒不是一种,所以

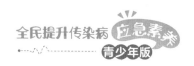

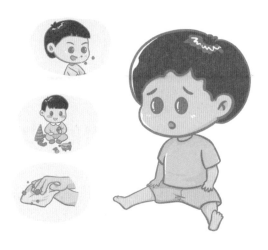

还是有可能会得这种疾病的。

建议可以打手足口疫苗，虽然打了疫苗并不会完全不得手足口病，但是得手足口病之后的症状会比没打过疫苗的症状要轻。

那么怎样才能不得手足口病呢？

尽量不让病毒进入我们的身体。勤洗手、常通风、喝开水、吃熟食、晒被褥，都是避免病毒入侵的好方法。

手足口的"三个四"

四个部位：手、脚、口、臀（屁股）

四不症状：不疼、不痒、不结痕、不结疤

四不像：不像蚊子咬、不像药物疹、不像疱疹、不像水痘

水痘和手足口病的区别

	患病年龄	发病季节	皮疹多数出现的部位	症状	常见引起的病原体
水痘	所有年龄	冬天和春天	躯干（身上）	出疹子，会结痂	水痘病毒
手足口病	通常以5岁以下的儿童最为多见	每年的4—7月	嘴巴里面、手和脚	出疹子，多数同时嘴巴里面发炎或起泡，不会结痂	肠道病中的柯萨奇A组16型病毒

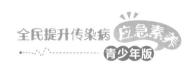
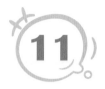

登革热是什么？

这个小小花蚊本事大，

苗条身材细细的脚，

头顶长针身体长满小花斑，

专找积水的盆盆和罐罐，

产卵繁殖生宝宝，

叮完登革热病人又去叮他人，

所有人群都易感，

传播登革病毒它第一，

它就是登革传播大BOSS。

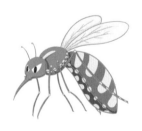

白纹伊蚊

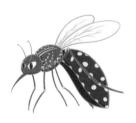

埃及伊蚊

感染登革热症状多，
颜面四肢有皮疹，
突然发热全身痛，
头痛，肌肉、关节痛，
感染症状似流感，
重症出血隐患多，
及时就诊是首选。

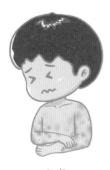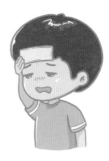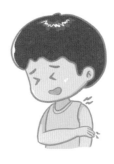

皮疹　　　　　　发热　　　　　肌肉、关节痛

登革热预防早知道，
防蚊灭蚊是关键，
搞好环境卫生很重要，
无积水，无蚊虫，
清除室内室外花瓶和罐罐，
大家一起翻盆和倒灌，
睡觉及时放蚊帐，
常备蚊香防蚊液。

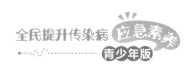

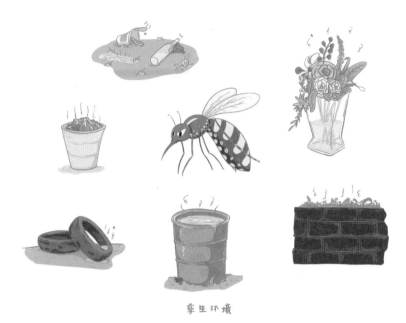

孳生环境

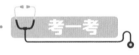

① 登革病毒靠什么传播呢?

    A. 猫狗咬伤   B. 蚊虫叮咬

    C. 皮肤接触   D. 呼吸进入体内

② 白纹伊蚊与埃及伊蚊最喜欢藏身在哪里呢?

    A. 水池   B. 积水的花盆

    C. 干燥的地面   D. 阴暗潮湿的角落

3 感染登革病毒主要有哪些症状呢？

    A. 发热

    B. 红疹

    C. 全身痛（头痛，肌肉、关节痛）

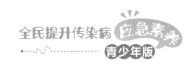

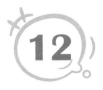

12

小心别成为蚊子的弹药库

炎热的夏天，一只躲在暗处的战斗机——"按蚊"锁定了它的目标，"嗡嗡"地在空中侦察一番，猛冲下来把大大的枪管——"刺吸式口器"刺入小铭体内，贪婪吸血的同时，把一连串的子弹打入小铭的血管里，这些子弹就是一种可恶的寄生虫——疟原虫。它们会钻入红细胞，通过复制自己制作更多的弹药，破坏红细胞。小铭开始发冷、发抖、发热，一身大汗后身体恢复正常，但一两天后又周期性地发作。他这个病就叫作疟疾。此时小铭也就成了"按蚊"战斗

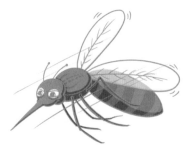

"按蚊"进攻

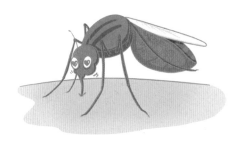

"按蚊"吸血

机群的弹药库。这些战机在吸血的时候，会把他们的枪装满子弹，在下一次进攻的时候就把疟疾传给其他小朋友。幸好，小铭吃了医生给的特效药物，摧毁了体内的子弹，阻止了疟疾的传播。

非洲和东南亚国家存在大量的疟疾病人，每年都有人因疟疾死亡，我国已没有疟疾了。往来非洲、东南亚等国家的时候，大家一定要注意保护自己，避免被蚊子叮咬，出现疟疾症状及时就医。

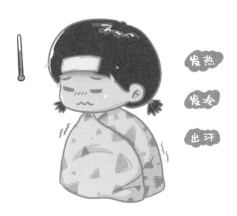

发热

发冷

出汗

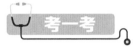

以下预防疟疾的方法有哪些是正确的呢？

A. 晚上睡觉使用蚊帐

B. 门和窗子安装纱窗

C. 使用驱蚊水

D. 穿短袖短裤

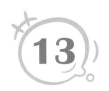

别来无"恙"——认识恙虫病

　　恙虫病又名<u>丛林斑疹伤寒</u>，是由恙螨幼虫叮咬人后引起的一种急性传染病。恙虫病以鼠类为主要传染源，通过携带恙虫病东方体（这种病原体又叫"恙虫病立克次体"）的恙螨幼虫叮咬传播。恙虫体型非常小，是一类肉眼不易看见的微型害虫，恙虫体色朱红，寄生前其体型为257微米×170微米，寄生后为510微米×343微米。网络上相关照片是恙虫被放大后的外形，实际上恙虫非常小，大小还不到1毫米×1毫米，不仔细看，容易被人忽视。

　　恙虫病以鼠类为主要传染源，通过携带恙虫病东方体的恙螨幼虫叮咬传播，人与人之间不会发生传染。恙虫病的感染风险与恙螨活动范围、户外活动有关。江河沿岸、溪边、稻田等杂草丛生的地区是恙螨幼虫容易出现的地方。田间劳作、野外活动、

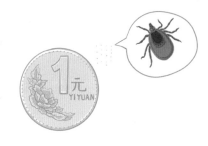

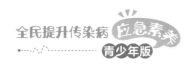

训练、垂钓、草地坐卧时容易受到恙螨侵袭，从而造成感染。6—11月是广州市恙虫病发病高峰期，户外劳作、野外活动或娱乐时间增加，感染的可能性也随之增加。

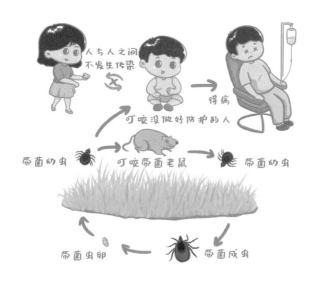

　　恙虫病的临床表现多样，身体被恙螨幼虫叮咬后，通常出现叮咬处焦痂或溃疡、高热、皮疹、淋巴结肿大，严重者可导致肝脾肿大、器官衰竭甚至死亡。

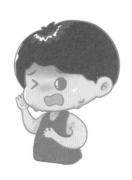

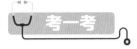

① 预防恙虫病，有疫苗可以打吗？

    A. 有，打了恙虫病疫苗后就不怕恙虫叮咬了

    B. 没有，现在还没有预防恙虫病的疫苗，可以通过做好个人防护有效预防恙虫病

② 野外活动，可以选择哪些外出装备，避免恙虫叮咬？

☐长衣长裤　　　　☐短袖衣/裤　　　　☐长靴/鞋子、袜子

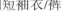

☐凉鞋拖鞋　　　　☐防晒霜/洗面奶　　☐驱虫剂/防蚊药剂

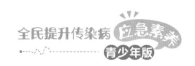

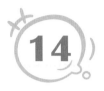

远离人禽流感！

禽流感是禽类流行性感冒的简称，是由甲型流感病毒引起的禽类传染性疾病，过去在民间称作鸡瘟。

那么人会不会感染禽流感呢？

研究发现，人禽流感主要经呼吸道传播，也可以通过病禽的分泌物或排泄物、受病毒污染的环境传播。目前尚未有证据表明人禽流感会出现持续的人传人现象。

那么人得禽流感后有什么症状？

一般表现为流感样症状，如发热、咳嗽、少痰，可伴有头痛、肌肉酸痛、腹泻等症状。

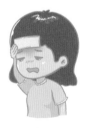

发热

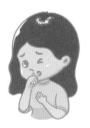

咳嗽

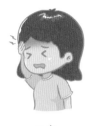

头痛

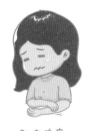
肌肉酸痛

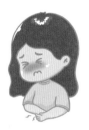
腹泻

重症患者多在发病3～7天出现重症肺炎，体温大多持续在39℃以上，出现呼吸困难。常快速进展为急性呼吸窘迫综合征、感染性休克，甚至多器官功能障碍，并且病死率较高。

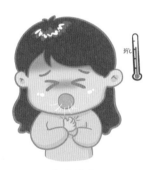
重症患者

人感染禽流感这么可怕，有特效药治疗吗？

答案是肯定的，但是要快，人禽流感属于流感的一种，早期使用神经氨酸酶抑制剂，能取得较好的疗效，越早治疗越好。

那么该如何预防人禽流感？

1. 尽量避免圈养、接触、购买或屠宰活禽，市民应逐渐从购买活禽转变为购买生鲜/冰鲜禽肉，

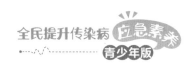

2. 不要购买无牌"走鬼档"的禽肉。

3. 要勤洗手，尤其是在接触禽鸟后。

4. 不要进食病死禽，禽肉、鸡蛋应充分煮熟后再食用。

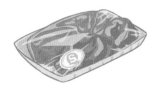
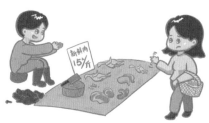
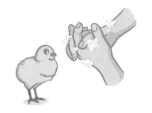
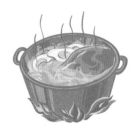

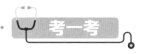

1 以下哪些行为是错误的?

A. 今天特别想吃野味，去抓只野鸡来炖汤吧

B. 从马路边小摊贩买便宜的鸡肉

C. 从菜市场里的店铺购买处理后的鸡肉

D. 少吃卤制的禽肉制品

② 下面哪种情况感染禽流感可能性较大呢？

    A. 出现流感样症状并且自己近10天有禽流感接触史

    B. 刚吃完鸡腿，发现肚子有点胀

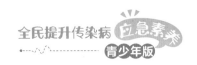

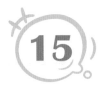

15

鼠疫为什么姓"鼠"却传染给了人?

什么是鼠疫?

顾名思义,"鼠疫"就是由老鼠带来的一种疾病,不过我们还需要知道的是,不只是老鼠,其他啮齿类的小动物,包括兔子、旱獭(土拨鼠)、狼等,也是可以引发鼠疫的。

它的传播方式主要有两种,一种是"鼠—蚤—人",即跳蚤叮咬生病的啮齿动物后再叮咬人。另一种是"人—人"

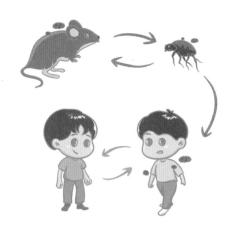

传播方式，即健康的人接触患有鼠疫的病人后，经呼吸道吸入感染。

鼠疫非常可怕！！！

它让你一直发高烧、还伴随着寒战。

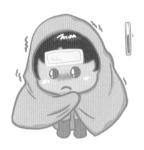

你的头会非常痛，你的眼睛会变红。

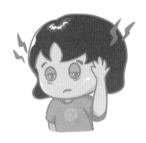

你还会发现自己呼吸非常困难，甚至呕血！

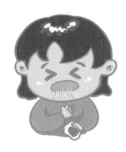

更可怕的是，如果不及时去医院，你可能还会有生命危险！

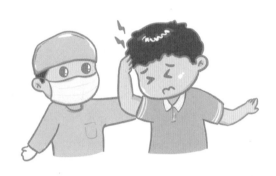

好可怕！有没有预防的方法啊？

勤洗手、戴口罩，与患者密切接触过的人需用药预防。

然后就是，没事儿尽量别去有病例的地区。

那如果遇到老鼠、旱獭（土拨鼠），该咋办呢？

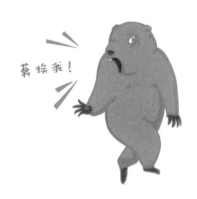

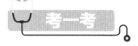

① 以下哪些小动物可能会带来鼠疫？

   A. 老鼠

   B. 旱獭

   C. 狼

   D. 兔子

   E. 以上都是

② 鼠疫会出现什么症状呢？请圈出可能出现的症状。

亢奋　呕吐　　　安静　心动过速
呼吸困难　淋巴结肿大
剧烈头痛　　寒战 高热
乏力　意识不清
恶心　呕血　发胖　呼吸困难

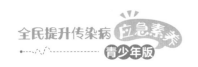

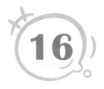

小心"懒汉病"找上门

活泼爱动的小明最近突然蔫了，时不时地发烧、出汗、全身无力、关节肌肉疼痛，球不打了，滑板车也不骑了，连以前最爱的游戏都没兴趣了，小伙伴们都笑他是个"小懒汉"。

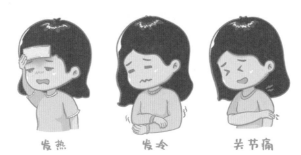

发热   发冷   关节痛

现实中真有这种"懒汉病"。这种病又叫布鲁氏菌病，是由于感染布鲁氏菌而引起的。这种菌是人和动物的共同敌人，它先袭击猪、牛、羊，人们吃了这些藏有敌人的未煮熟的肉类、未消毒的奶类或皮肤的伤口接触到它们，这些敌人就跑到人身上，开始攻击人类。

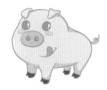 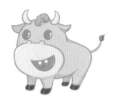 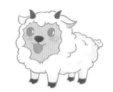

　　小明的爱好就是撸串，尤其是羊肉串，布鲁氏菌这家伙也喜欢羊肉，小明吃了未烤熟的羊肉串，结果惹病上身。小朋友日常生活中不要吃未煮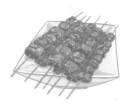熟的肉类，不要饮用未消毒的奶类，手部有伤口避免接触生牛羊肉。

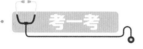

以下哪种情况"懒汉病"容易找上门？

A. 未煮熟的牛羊肉

B. 未消毒的"生羊奶""生牛奶"

C. 自行加工食用羊胎盘

D. 屠宰猪牛羊的屠宰工

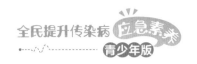
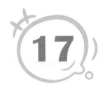

明明是猪生的病，为何人也会中招？

有一种菌，猪感染了，会出现体温升高、嗜睡、食欲不振、眼结膜潮红等症状，甚至会死亡。人感染了，一般会出现发热、寒战、头痛、食欲下降等一般细菌感染症状，重症者可合并中毒性休克综合征和链球菌脑膜炎综合征。

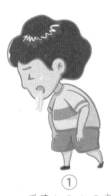
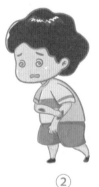
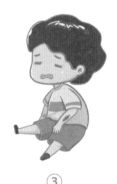

① 感染初期出现高热、乏力，伴随着恶心、呕吐

② 随后出现皮下瘀血、休克等症状

③ 败血症型患者很快转入多器官衰竭，病死率极高

到底是什么菌，那么可怕，人和猪都"通杀"！

它的名字叫猪链球菌，既可以感染猪，也可以感染人，人被它侵蚀了会得猪链球菌病。

这种病菌一般通过两种方式传染给人：

①直接接触感染。皮肤或黏膜的伤口接触感染了猪链球菌的病（死）猪的血液和体液等，如人们可在宰杀、切割或清洗病（死）猪的过程中感染猪链球菌。

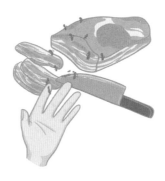

②经口感染。即食用了未煮熟的感染了猪链球菌的病（死）猪肉、内脏或者使用受猪链球菌污染的餐具而感染。

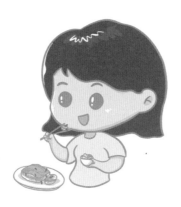

那我们平时应该怎么做才能避免得这种病呢？

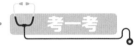

① 连线：如何避免感染猪链球菌呢？

加工肉菜的案板　　　　　　不购买，不食用

加工猪肉时　　　　　　　　要煮熟煮透

食用肉类时　　　　　　　　要生熟分开，定期消毒

病（死）猪和来源不明的猪　要戴手套

② 如果怀疑感染了猪链球菌，该怎么办？（在选项前面的方框中打勾）

☐ 及时就医。

☐ 只要症状不严重就不用去就医。

☐ 自行买药，缓解一下症状就好了。

"拉肚子"还有比它更厉害的吗？

吃了它之后，会一直拉肚子。它就是在拉肚子界"鼎鼎有名"的霍乱弧菌。

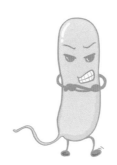

霍乱弧菌个子小小的，有一个长长的尾巴，特喜欢运动，不喜欢待在酸酸的环境里。（知识点：有鞭毛，好运动，不耐酸。）

别看它个子小，但威力很大，一旦进入你的肚子里，就会让你一直拉肚子。只需要5微克，它的毒素就可使你拉1~6升的水样便。

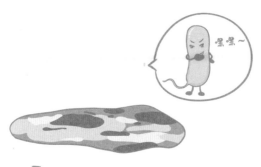

1～6升的水样便

它是怎样悄悄地进入你的肚子里的呢？

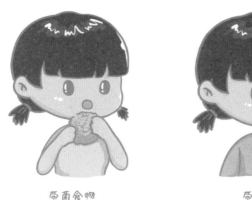

带菌食物   带菌的水

它这么狡猾，怎样才能发现它？把粪便收集起来，进行培养，它就无处遁形了。

你不想拉肚子，要怎么办呢？喝干净的水，吃干净的食物，养成良好的卫生习惯就可以和它说"我们不再相见了"。

考一考

① 你会选择喝哪种水?

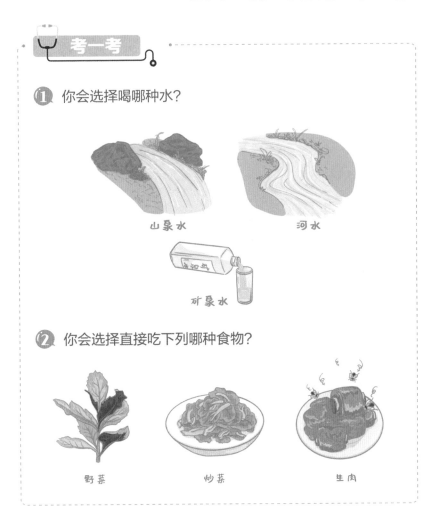

山泉水　　　　　　　　河水

矿泉水

② 你会选择直接吃下列哪种食物?

野菜　　　　　　炒菜　　　　　　生肉

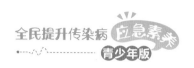

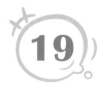

19

肝炎病毒"五兄弟"

如果你有以下症状：

乏力、食欲减退、恶心、呕吐、上腹部疼痛，甚至伴有发热，皮肤和眼球巩膜等发黄。

那就要小心你的肝啦！你可能得了病毒性肝炎，具体是哪种肝炎病毒，需要去医院检测确定。我们来见识一下肝炎病毒"五兄弟"，它们分别是：甲型肝炎病毒（HAV）、乙型肝炎病毒（HBV）、丙型肝炎病毒（HCV）、丁型肝炎病毒（HDV）和戊型肝炎病毒（HEV）。

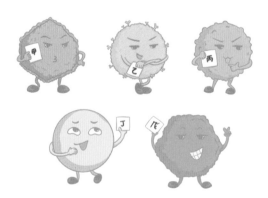

肝炎病毒"五兄弟"攻击路线不相同：

◆甲肝和戊肝主要经消化道传播，水源或食物被污染可引起暴发流行。

◆乙肝和丙肝主要经血液、母婴和性传播。例如，输入被病毒污染的血液及血液制品，使用未经严格消毒的注射器和针头（如注射毒品等）、侵入性医疗或美容器具（如文身、穿耳孔等），与感染者共用剃须刀和牙刷；与感染者进行无保护性行为；携带病毒的孕产妇可将病毒传染给新生儿。

◆丁肝的传播途径与乙肝相似，但是需要"同伙"乙肝病毒的帮助才能感染我们。

怎么预防病毒性肝炎？

◆我们现在一出生就要接种乙肝疫苗，可以有效预防乙肝。定期检测抗体，加强接种疫苗。

◆注意饮食卫生，避免饮用来源不明的水，不进食未煮熟的食物，特别是贝壳类海产品，可以有效预防甲肝和戊肝，另外也建议接种甲肝和戊肝疫苗。

◆丙肝和丁肝没有疫苗，需要我们格外注意避免血液感染和性感染。

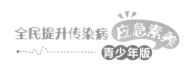

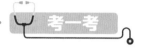

① 病毒性肝炎会通过蚊子叮咬传播吗?

    A. 会   B. 不会

② 日常工作、生活接触会传播乙肝或者丙肝吗?

    A. 会   B. 不会

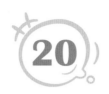

中东呼吸综合征（MARS）
——来自骆驼的致命礼物

当你去中东旅游，你会遇见什么？沙漠、戴头巾的人、骆驼？

不止如此，你还可能遇见它——

有这么个存在，它是人类已知的七种冠状病毒之一；它于2012年在沙特阿拉伯首次被发现，因而冠以中东之名，主要流传于中东地区和欧洲。它就是中东呼吸综合征冠状病毒。

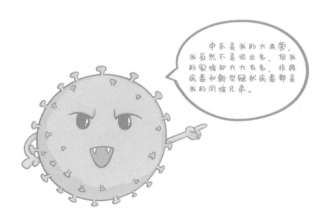

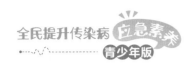

它起病急，病死率高达35%，典型症状表现为急性呼吸道感染，下面都可能是它的临床表现。

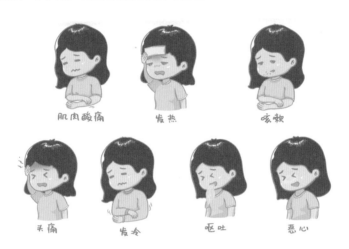

肌肉酸痛　发热　咳嗽

头痛　发冷　呕吐　恶心

那么人们怎么会感染上它呢？

中东呼吸综合征冠状病毒的确切来源和向人类传播的准确模型尚不清楚。现有资料提示，单峰骆驼可能为中间宿主。

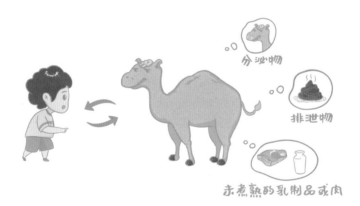

分泌物

排泄物

未煮熟的乳制品或肉

有了病毒，那有特效药吗？很遗憾，没有。并且，中东呼吸综合征也尚无可用疫苗或者其他特异性治疗方法。所以最好的预防措施就是，在去中东旅游时，做好个人防护，避免可能导致病毒传播的行为。

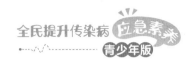
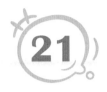

基孔肯雅热是什么？别怕，跟登革热差不多！

基孔肯雅热

基孔肯雅热是一种因感染基孔肯雅病毒导致的以发热、关节痛、关节炎、皮疹为主要临床表现的病毒性传染病，主要通过白纹伊蚊、埃及伊蚊叮咬传播。该病虽然病死率很低，但在蚊媒密度较高地区易形成大规模暴发和流行。目前主要在非洲和东南亚等热带、亚热带地区长期流行。

传播媒介

感染基孔肯雅热主要是因为带基孔肯雅热病毒的"花蚊子"（埃及伊蚊和白纹伊蚊）咬了健康的人，在吸血的过程中将病毒传到健康的人体内。"花蚊子"全天都会吸血，在清晨和傍晚较为活跃，大多生长在较为洁净的水体中。

主要症状

人感染病毒后3~7天内出现症状，主要有发热、肌肉疼痛、皮疹、关节疼痛、头痛等，通常持续数天甚至数星期。

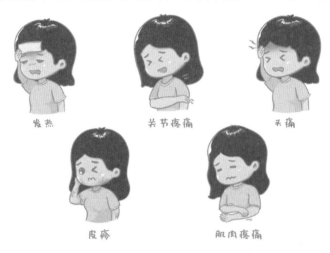

发热　　　关节疼痛　　　头痛

皮疹　　　肌肉疼痛

感染人群特点

人群普遍易感，儿童较易发病。

治疗

目前，基孔肯雅热无相关疫苗进行预防，也无特效药物治疗，治疗方式主要为对症治疗。

预防

防蚊灭蚊是最有效的预防措施：

1. 悬挂蚊帐，穿着浅色的长衣长裤，并于外露的皮肤及衣服上涂抹蚊虫驱避剂。

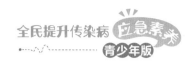

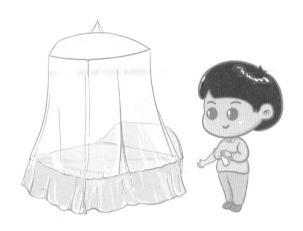

2. 经常清理积水，为花瓶换水，防止蚊虫滋生，保持周边卫生。

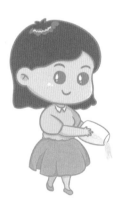

提示

如您来自基孔肯雅热疫情流行国家和地区，有发热、皮疹、关节疼痛等症状，请及时就医，并主动向医生报告旅居史。

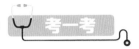考一考

① 基孔肯雅热会人传人吗？

A. 会

B. 不会，基孔肯雅热主要通过花蚊子叮咬传播

② 圈出预防基孔肯雅热的方法。

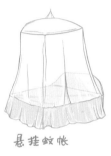
悬挂蚊帐

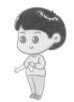
穿浅色长衣长袖

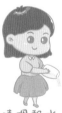
清理积水

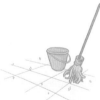
爱护卫生

使用蚊虫驱避剂

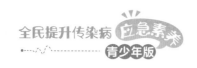
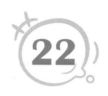

22

我们需要打疫苗吗？

细菌、病毒是人类的敌人，

它们很厉害，手握武器，

人类被攻击感染后，一个一个都生病了。

虽然生病了，

但是人类的免疫系统会记住这些细菌、病毒的长相，

下次再遇到它们，就会立刻把细菌和病毒消灭。

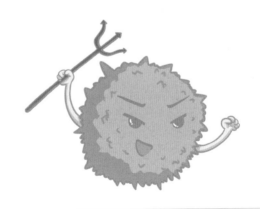

但是生病的过程实在是太难受了，

有没有办法可以不生病，但也能让免疫系统记住它们的长相呢？

当然有！

人类非常聪明，把细菌、病毒抓到实验室里，

对它们进行特殊的处理，没收了它们的武器，但保留了它们的长相。

经过处理、没有了武器的细菌和病毒，被人类称为"疫苗"。

人类把疫苗注射到自己的身体里，

没有武器的细菌和病毒根本不能攻击人类，

这样不仅不会生病，

还让人类的免疫系统记住了细菌和病毒的长相，

下次再遇到携带武器的细菌和病毒，

也不怕了。

来吧，赶紧给我打疫苗，我要记住这些敌人的长相，消灭它们！

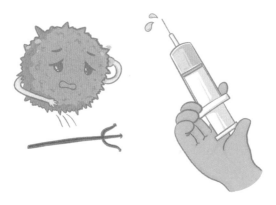

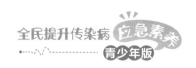

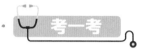

人类的免疫系统要记住细菌和病毒的长相，消灭它们，
应该怎么做？

A. 生一场病，病好了就记住了

B. 打疫苗，我们的免疫系统就会记住了

参考答案

01　流行病学调查知多少

1. A　2. ABCDE

02　广州市的卫生热线，你知道吗？

1. ABCD　2. D　3. A

03　介水传染病预防技能

1. ABC

04　洗手不是冲冲水吗？

1. 1　　3　　　　4　　5　　　　6　　2

2. 全选

05　你真的了解"感冒"吗？

1. 略　2. ABCDEFGH

06　这颗"痘痘"不简单

1. B

2. 丘疹
疱疹
红疹
结痂

3. 发热、畏寒、头疼、乏力、咽痛、咳嗽、恶心、食欲减退

答 案

07 "痄腮"来了！要小心！

1. B 2. B

08 猩红热是什么？

1. B 2. ②③①

09 校园通缉令！

1. B 2. D

11 登革热是什么？

1. B 2. ABD 3. ABC

12 小心别成为蚊子的弹药库

ABC

13 别来无"恙"——认识恙虫病

1. B

2. ☑长衣长裤

☑长靴/鞋子、袜子

☑驱虫剂/防蚊药剂

14 远离人禽流感！

1. AB 2. A

15 鼠疫为什么姓"鼠"却传染给了人？

1. E

答案

2. 寒战、高热、剧烈头痛、呕吐、呼吸困难、心动过速、意识不清、淋巴结肿大、乏力、呕血

16 小心"懒汉病"找上门

ABCD

17 明明是猪生的病，为何人也会中招？

1. 加工肉菜的案板 —— 不购买，不食用
   加工猪肉时 —— 要煮熟煮透
   食用肉类时 —— 要生熟分开，定期消毒
   病（死）猪和来源不明的猪 —— 要戴手套

2. ☑ 及时就医。

18 "拉肚子"还有比它更厉害的吗？

1. 矿泉水　2. 炒菜

19 肝炎病毒"五兄弟"

1. B　2. B

21 基孔肯雅热是什么？别怕，跟登革热差不多！

1. B　2. 全选

22 我们需要打疫苗吗？

B

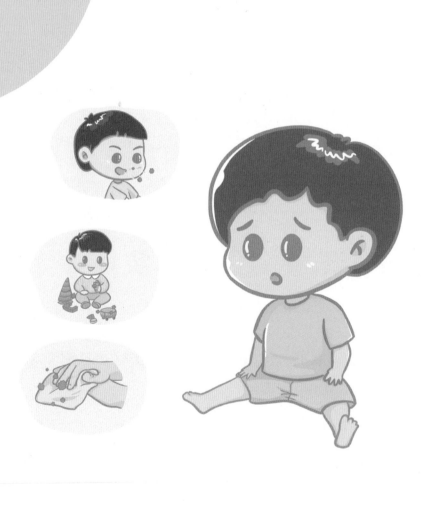

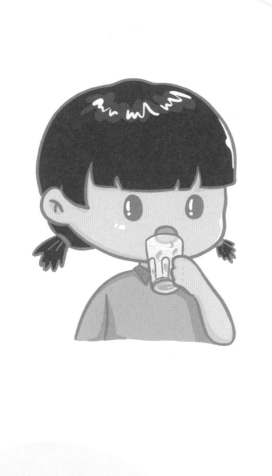

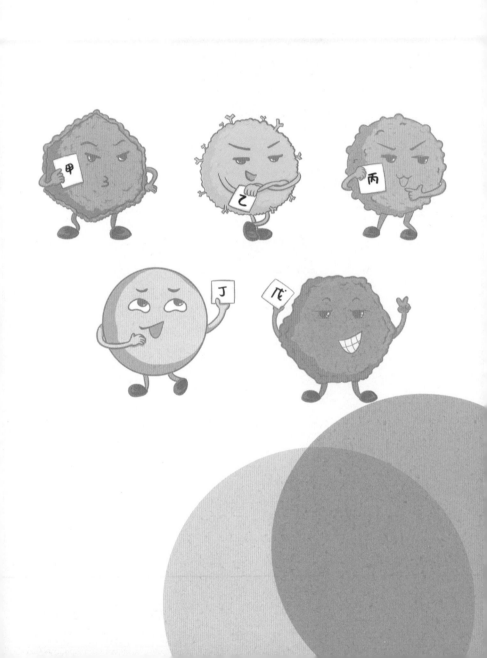